내 몸의 병을 내가 고치는
우리 집 건강 주치의, 〈내 몸을 살린다〉 시리즈 북!

현대인들에게 건강관리는 자칫 소홀히 여겨질 수 있는 부분이기도 합니다. 소 잃고 외양간 고친다는 말처럼, 큰 질병에 걸리고 나서야 건강의 소중함을 깨닫는 경우가 적지 않기 때문입니다. 이에 〈내 몸을 살린다〉 시리즈는 일상 속의 작은 습관들과 평상시의 노력만으로도 건강한 상태를 유지할 수 있는 새로운 건강 지표를 제시합니다.

〈내 몸을 살린다〉는 오랜 시간 검증된 다양한 치료법, 과학적·의학적 수치를 통해 현대인들 누구나 쉽게 일상 속에 적용할 수 있도록 구성되었습니다. 가정의학부터 영양학, 대체의학까지 다양한 분야의 선문가늘이 기획 집필한 이 시리즈는 몸과 마음의 건강 모두를 열망하는 현대인들의 요구에 걸맞게 가장 핵심적이고 실행 가능한 내용만을 선별해 모았습니다. 흔히 건강관리도 하나의 노력이라고 합니다. 건강한 것을 가까이 할수록 몸도 마음도 건강해집니다. 책장에 꽂아둔 〈내 몸을 살린다〉 시리즈가 여러분에게 풍부한 건강 지식 정보를 제공하여 건강한 삶을 영위하는 든든한 가정 주치의가 될 것입니다.

물

내 몸을 살린다

장성철 지음

모아북스
MOABOOKS

저자 소개

장성철 | 현재 국제성공학연구소 소장을 역임하고 있으며, 성공 동기 부여 강의와 건강칼럼 리스트로 활동하고 있다. 저서로는 『최고인맥을 활용하는 35가지 비결』, 『마인드 수업』 등 다수.

물 내 몸을 살린다

1판 1쇄 인쇄 | 2009년 10월 25일
1판 7쇄 발행 | 2015년 11월 30일

지은이 | 장성철
발행인 | 이용길

발행처 | 모아북스 MOABOOKS
영업 | 권계식
관리 | 윤재현
디자인 | 이룸

출판등록번호 | 제 10-1857호
등록일자 | 1999. 11. 15
등록된 곳 | 경기도 고양시 일산동구 호수로(백석동) 358-25 동문타워 2차 519호
대표 전화 | 0505-627-9784
팩스 | 031-902-5236
홈페이지 | http://www.moabooks.com
이메일 | moabooks@hanmail.net
ISBN | 978-89-90539-55-7 03570

건강한 물마시기를 위해 알아야 할 것

물은 우리 인체의 70퍼센트 이상을 구성하고 있다. 이는 우리 몸의 대부분은 물로 이루어져 있고, 따라서 우리 몸의 톱니바퀴를 움직이는 가장 큰 원동력이자 그 힘이 물이라는 뜻이다. 인간이 음식을 먹지 않고 견딜 수 있는 기간은 대략 2~3주 정도다. 그러나 물을 섭취하지 않고는 4일 이상 견딜 수 없고, 탈수가 5퍼센트만 진행되어도 혼수상태에 빠지게 된다. 다시 말해 우리 몸은 물로 가득찬 미세한 세포 물주머니가 서로 조밀하게 연결된 형태다.

1955년 세계보건기구(WHO)에서는 "깨끗한 물이 건강을 증진시킨다(Cleam water Means better Health)."다는 슬로건을 내걸었는데, 이것만 봐도 물의 중요성이 얼마나 큰지를 쉽게 알 수 있다. 그런데 문제는 우리의 생명과 건강과 직결된 이 중요한 물이 오히려 지금까지 다른 음식물에 비해 그 중요성이 간과되어 왔다는 점이다. 이를테면 몸이 시름시름 아프고 기력이 떨어지거나 극단적인 병에 걸린 경우에도 그 원인을 물 때문이라고 생각하는 사람은 거의 드물다.

그러나 최근 들어 발표된 수많은 물 관련 연구 자료들은 좋은 물을 충분하게 마시는 습관만으로도 각종 현대병을 예방하고 세포의 노화를 방지할 수 있다는 사실을 증명하고 있다. 전 세계를 통틀어 1백 세 이상의 장수 노인이 많은 세 지역이 있다. 바로 네팔 북쪽 티베트 근처의 훈자, 구소련 변방의 코카서스의 아브하지야, 중미 에콰도르의 발카밤바다. 이 지역의 장수 비결을 연구한 학자들은 고산지대의 깨끗한 공기와 맑은 물이 장수의 비결이라고 진단했는데, 장수 나라라고 알려진 일본의 경우에서도, 물의 차이가 얼마나 큰 건강의 차이를 나타내는지를 찾아볼 수 있다. 예를 들어 물이 깨끗한 오키나와 현, 나가노 현, 시즈오카 현은 대표적인 장수 지역인 반면, 맛없고 질 나쁜 물을 먹는 후쿠오카 현은 남녀 모두기 전국 암 환자 비율에서 1위를 차지하는 오명을 얻어야 했다.

그렇다면 이렇게 뚜렷한 사실 앞에서도 우리는 과연 제대로 된 물을 제대로 된 방법으로 마시고 있을까? 과연 우리 몸의 70퍼센트 이상을 차지하는 이 중요한 물을 가치 있게 대접하고 있을까?

사실 이 질문에 당연하게 고개를 끄덕일 분들은 많지 않을 것이다. 최근 들어 정수기 보급률이 높아지고 물의 오염에 대한 이해 수준도 높아졌지만, 그럼에도 아직 물에 대한 우리의 이해도와 정보 수준은 여전히 부족하기 때문이다.

이 책은 '내 입으로 들어오는 물이 오염되어 있다면? 잘못된 정보와 지식으로 인해 내가 잘못된 물을 잘못된 방법으로 섭취하고 있다면? 이라는 질문에서 시작한다.

여러분은 매일 2만 5천 명 이상의 인구가 오염된 물로 인해 고통 받고 죽어가거나 물 부족을 겪고 있다는 사실을 알고 있는가? 또한 세계적으로 위험한 죽음을 가져오는 최대 원인 중의 하나가 바로 깨끗한 물과 위생 시설의 부족 때문이라는 사실은?

현재 우리는 세계의 어린이 다섯 명 중에 세 명이 오염된 물로 인해 생겨난 이질과 콜레라, 말라리아 같은 질병으로 목숨을 잃는 충격적인 현실 속에 살고 있다.

이 상황에서 이 책은 '깨끗한 물은 더 나은 방법으로 마심으로써 건강을 지킬 수 있는가?' 라는 질문을 던지고자 한다. 또한 건강한 물에 대한 정보와 건강한 물마시기에 대한 중요한 핵심들을 알기 쉽게 정리하기 위해 쓰여졌다.

이 모든 분들에게 이 책을 권한다.

- 일상적으로 물을 통해 건강을 유지하는 방법이 궁금한 분들
- 가족에게 건강한 물을 마시도록 하고 싶은 분들
- 보다 활력 있는 삶을 원하는 분들
- 물에 대한 정확한 정보와 활용 방법을 얻고자 하는 분들

1. 과연 당신은 건강하게 마시고 있는가?

무병장수의 중요한 조건 중에 하나는 좋은 물이다. 실제로 장수 노인들이 많이 사는 장수 지역에서는 일상적으로 좋은 물을 마시며, 이런 좋은 물을 마시는 습관이 각종 질병에 대한 저항력을 높여준다고 한다.

그러나 우리는 현재 이런 물을 일상적으로 마시기 어려운 환경에 놓여 있다. 최근 들어 깨끗한 물 공급이 커다란 문제로 떠오르고 있는 것만 봐도 그 사실을 잘 알 수 있을 것이다.

우리가 마시는 가정용수와 농업용수는 75퍼센트가 호수나 강, 저수지 등의 기포면에서 나온다. 그런데 가정 쓰레기와 산업 폐기물, 하수 쓰레기 등 물 건강을 위협하는 요소들은 나날이 늘어만 가고 있다. 수천 가지의 화학물질들이 수원지에 흘러들어 물길 오염을 발생시켜 우리 생명을 위협하고 있는 것이다.

이같은 현실에서 좋은 물, 나쁜 물이 우리 몸에 미치는 영향을 좀 더 상세히 살펴보는 일은 매우 중요하다. 지금부터 우리는 어떻게 물이 우리 몸에 질병을 가져오는지, 우리는 과연 생활 속에서 매일 매일 어떤 물을 마시면서 생활하고 있는지, 어떻게 하면 안전하고 순수한 물을 마실 수 있는지 등의 문제들을 되짚어 볼 것이다.

1) 좋은 물이 건강한 아이를 키우고, 나쁜 물이 아픈 아이를 만든다

좋은 물에 대한 논쟁은 아직도 진행중이다. 이를테면 깨끗하기만 한 물이 좋은 물인지, 몸에 유익한 성분들을 거르지 않은 것이 좋은 물인지 등의 논쟁들이다. 이런 논의가 촉발된 가장 큰 원인인 오염된 물을 정화하는 과정에서 필연적으로 거쳐야 하는 염소 소독에서 시작됐다. 염소가 몸에 해를 끼치는 것은 물론 몸에 필요한 미네랄 등을 파괴한다는 문제점이 대두된 것이다.

그렇다고 오염된 물을 그대로 마실 수는 없으니 어떤 물이 우리의 건강에 도움이 되는 좋은 물인지 이 딜레마는 당분간 해결되기 어려울 것으로 보인다. 다만 확실한 점이 하나 있다면 현재 우리의 물 건강이 위험 수준에 달했다는 것뿐이다.

최근 들어 출산율이 감소하는 것과 더불어 신생아들의 건강 수준, 임산부들의 건강 수준이 악화 일로를 달리고 있다. 예를 들어 현재 미국의 태아 사망률과 관련해 다우케미칼 사의 의학 담당 책임자 해롤드. L 고든은 현재 임신부 중에 30~40퍼센트가 자연 유산, 사산 혹은 선천성 기형아를 낳게 될 위험이 높다고 발표했을 정도이다.

이는 유산, 조산, 사산율이 나날이 증가하고 있음을 의미하는데 인간의 생명이 잉태부터 물과 긴밀한 연관을 가진다는 점에서 시사하는 바가 크다고 할 수 있다. 즉 엄마가 마시는 물을 고스란히 받아서 자라는 태아의 건강 수준이 낮다는 의미이기 때문이다.

그런가 하면 현재 큰 문제로 대두되고 있는 아이들의 체력 저하와 식중독 및 기타 질환들의 원인도 큰 일부를 물에서 찾아볼 수 있다는 주장들도 나오고 있다.

그렇다면 이 시점에서 우리가 마시는 물의 어떤 면면이 건강한 아이와 그렇지 않은 아이를 키워내는 것인지 그 흐름을 먼저 알아보도록 하자.

인간의 세포는 태아기에서 20대 초까지 세포 분열을 일으키면서 증가하는데, 태아가 만들어져 그 이후 약 10개월 동안 살아가는 곳이 바로 양수다.

즉 인간은 누구나 물속에서 10개월을 살다가 세상으로 나오는 것이다. 그리고 나날이 높아지는 조산, 사산 위험 인자 일부는 바로 우리가 태어난 물, 즉 양수의 오염에서 찾아볼 수 있다.

실로 엄마가 마시는 물은 아이의 보금자리로 양수에 결정적인 영향을 미친다. 예를 들어 엄마가 물이나 음료 등을 마실 때 그것이 자궁에 도달하는 시간은 고작 1분이다. 즉 나쁜 음료를 마시면 단 1분 만에 양수가 오염될 수 있다는 뜻이다.

한 연구에 의하면 아토피를 앓는 아이들을 둔 엄마들의 식습관을 조사한 결과, 이 엄마들이 화학물질이 첨가된 주스와 콜라 등을 즐겨 마셔왔다는 사실이 밝혀진 바 있다. 또한 뇌성마비도 흔히 출산 시 난산에 의한 산소 결핍이 일어나 뇌에 손상을 입는 것으로 알려져 있는데, 근본적으로 깨끗한 양수에서 건강하게 자란 아기는 난산을 겪을 위험이 줄어든다. 이 때문에 뇌성마비를 방지하는 첫째 항목으로 양수오탁(羊水汚濁)을 방지할 것을 주장하기도 한다. 즉 뇌성마비는 근원적으로 양수가 오염되어 난산으로 이어지고 그로 인해 장애가 발생하는 현상이기 때문이다.

이런 사실들은 아기가 태어나기 전에 엄마부터 몸을 깨끗이 하고 양수에 직접적인 영향을 미치는 깨끗한 물을 마시는 것이 얼마나 중요한지를 일깨워준다.

우리 건강을 해치는 오염 물질들

1) 입자 : 먼지나 녹처럼 식수를 탁하게 만드는 부유물들이 물에 스며들 수 있다.

2) **도시 화학물질** : 가솔린이나 석유, 살충제 등이 도시 하수로 흘러들 수 있다.

3) **농촌 화학물질** : 제초제, 살충제에 포함된 DDT와 EBD 등이 관개용수에 섞여 토양과 물에 스며들 수 있다.

4) **공업 화학물질** : 석면 솔벤트 등을 포함한 무려 10만 여 가지의 화학 합성물들이 강과 연못, 늪 등에 버려져 지하수를 오염시킨다.

5) **박테리아** : 생활하수에 포함된 인간과 동물의 분뇨에서 박테리아가 생성될 수 있다.

6) **유해 중금속** : 산업 폐기물에서 나오는 카드뮴과 납, 비소, 수은 등의 유해 중금속이 무서운 식수 오염원이 될 수 있다.

7) **염소** : 수돗물 처리 과정에서 박테리아를 죽이고 침전물을 가라앉히기 위해 사용되는 염소가 유기물과

결합해 트리할로메탄이라고 알려진 발암 물질을 발생 시킨다.

* 깨끗한 물이 건강한 태아를 길러낸다

깨끗하게 정화됨과 동시에 미네랄 파괴가 이루어지지 않은 좋은 물은 세포에 쉽게 흡수될 뿐 아니라, 세포의 손상까지 막아준다. 이것은 임산부에게서도 예외가 아니다.

일본의 와타나베 병원의 카오루 원장은 알칼리 이온수를 임산부들에게 꾸준히 마시게 한 결과, 태어난 아이의 근육량이 많고 건강 상태가 아주 좋을 뿐 아니라 임산부의 입덧 또한 줄어든다는 사실을 발견했다고 한다.

이는 임산부가 미네랄 밸런스를 유지하고 유해 성분을 최소한 섭취하면서 얻어진 결과로 좋은 물은 임산부의 체질을 개선하는 것은 물론, 엄마의 영양 밸런스를 바로잡아 유산과 기형아 위험성을 예방해준다고 한다.

* 아이들의 체력 저하를 일으키는 수원병(水原病)

최근 들어 아토피 등 알레르기성 질환이 우리 아이들을 괴롭히고 있다. 2004년 일본의 문부과학성은 '학교보건통계조사속보'에서 천식 아이들이 10년 전에 비해 2 배나 늘었다는 사실을 경고하고, 아이들의 알레르기성 질환에 대한 연구를 진행하겠다는 것을 발표했다.

최근 우리 아이들의 체력이 급격하게 떨어지고 있는 것에는 여러 원인이 있는데, 그 중에 하나로 지적된 것이 바로 수원병이다. 아무리 몸에 좋은 음식을 먹어도 일단 체내에 좋지 않은 물이 들어오면 음식물 분해와 소화 흡수에 나쁜 영향을 미친다는 것이다. 이렇게 음식물의 분해 소화 흡수에 문제가 생기면 어떻게 될까? 당연히 아이는 면역력이 떨어지게 되고 식중독 등의 위험에 쉽게 노출되며 동시에 알레르기 성 질환에서 취약한 면을 보이게 된다.

그렇다면 우리 아이들은 일상적으로 어떤 물을 마시고 있을까?

이른바 페트병 증후군이라는 것이 있다. 아이들이 시험 기간에 엄청난 스트레스를 받아 페트병에 담긴 주스와 음료수 등을 많이 마시게 되고, 이것은 혈당의 저하를 가져와 아이의 학습 능력을 떨어뜨리거나 심할 경우 탈수와 혼절 상태를 불러오는 현상을 말한다. 이는 주스류 등에 포함된 엄청난 양의 당분 때문인데 포도당과 감미료 등의 당분이 빠르게 혈액에 흡수되어 혈당치를 높이고, 이 때문에 췌장에서 인슐린이 과다 분비되어 혈당이 떨어지는 저혈당증이 되는 것이다. 이런 저혈당증은 아드레날린을 분비해 아이를 공격적으로 만들고 집중력을 저하시킨다.

또한 우리가 흔히 아토피라고 부르는 질병도 혈액의 오염이 원인인 만큼, 당분과 첨가물이 함유된 주스나 음료수 등이 치명적인 영향을 미칠 수 있으며, 수돗물을 그냥 먹는 것 또한 페트병 증후군과 마찬가지로 염소로 인한 혈액 오염의 위험을 높인다고 볼 수 있다.

좋은 물은 체내의 독성 물질을 녹인다

카페에서 커피를 시켰는데 커피 위에 얇은 기름막이 떠 있는 것을 본 적이 있을 것이다. 이는 커피 기름으로 그 커피는 기름을 녹이는 힘이 없는 수돗물로 끓인 것이다. 반면 정화 과정을 거친 물은 유해 물질이 사라지고 기름을 녹이는 힘이 생겨 끓였을 때 기름이 뜨지 않을뿐더러 커피 성분을 더 많이 우려낼 수 있다.

물이 우리 몸을 지키는 가장 근본은 우리 몸의 독성 물질을 거둬낸다는 데 있다.

우리 몸의 지방분에는 다이옥신 등 유해 환경 물질을 비롯해 식품 첨가물, 화학 약품의 물질들이 쌓여 있는데, 이럴 때 좋은 물은 기름을 녹이는 힘을 통해 독성 물질을 제대로 배출하게 된다. 특히 여성의 경우 남성보다 몸의 지방 비율이 높은 만큼 좋은 물을 더 잘 마셔야 한다.

2) 우리가 마시는 수돗물, 과연 안전한가?

우리는 생활 전반에서 수돗물을 사용한다. 단순히 끓여 먹고 요리를 하는 데 쓰는 이상으로 씻고 빨래도 하는 등 광범위하고 편리하게 사용한다. 그렇다면 과연 우리가 일상적으로 마시는 이 수돗물은 과연 좋은 물의 조건을 얼마나 잘 갖추고 있을까?

2000년 환경부 설문 조사에서 놀랄 만한 결과가 나왔다. 응답자의 무려 70.1퍼센트가 수돗물이 '식수로 부적합하다'고 응답한 것이다. 이로 인한 파장이 커지자 환경부는 현재 우리의 상수도 시설이 완벽한 정수 처리를 거친 물만 내보내고 있다는 대대적인 홍보를 실시했다.

그러나 재난은 그치지 않았다. 지난 2001년 한 지방 중소 도시의 수돗물에서 뇌수막염과 장염 같은 심각한 질환의 원인인 바이러스가 검출된 것이다. 이로써 수돗물 안전에 대한 논쟁은 새로운 국면을 맞이하게 되었다.

* 수돗물 원수(原水)의 문제

수돗물은 강이나 호수의 물을 끌어와 정화해 수도관을 통해 각 가정으로 보내는 물이다. 이렇게 끌어온 물은 여러 수질 오염 때문에 안전한 상태가 아닌 만큼 반드시 정화 과정을 거치게 되는데, 우리나라 물의 경우 수돗물 원수 자체가 오염되어 있고 바이러스를 소독하면서 생긴 소독제 내성이 강한 편이라 오염 가능성이 높다고 한다.

다음은 수돗물이 만들어지는 과정을 도표로 정리한 것이다.

*수돗물이 만들어지는 과정

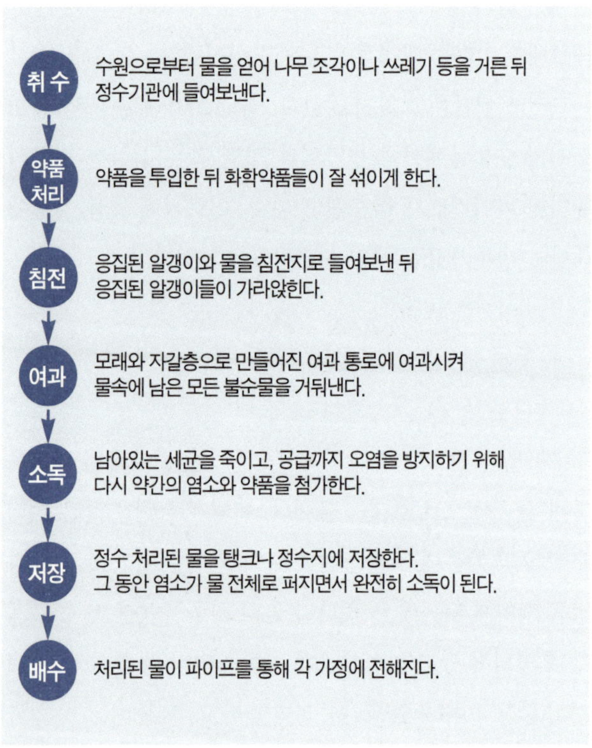

＊ 염소 처리의 문제

그런데 이렇게 원수를 정화 처리하는 과정에서도 문제가 발생한다. 일부 연구에 따르면 이 정화 과정에서 오히려 2천 종의 화학물질이 생긴다고 한다. 그 중에서도 가장 큰 위험은 바로 살균을 위한 염소 소독인데, 염소는 분자 특성상 유기 화학물질과 결합하면 트리할로메탄이라는 발암 물질을 생성하기 때문이다.

＊ 정수장의 문제

한편 정수장 자체도 논란의 대상이다. 환경부의 통계에 의하면 우리나라의 우수 정수장들의 기술수준은 사실상 미국 기준의 10~70퍼센트를 충족시키는 데 불과하다고 한다.

즉 어느 정수장에서나 바이러스가 완벽히 제거되지 않을 위험이 있고, 이는 아주 미세한 바이러스 양에도 취약할 수 있는 어린이나 노약자, 환자에게는 치명적인 위험이 되고 있다.

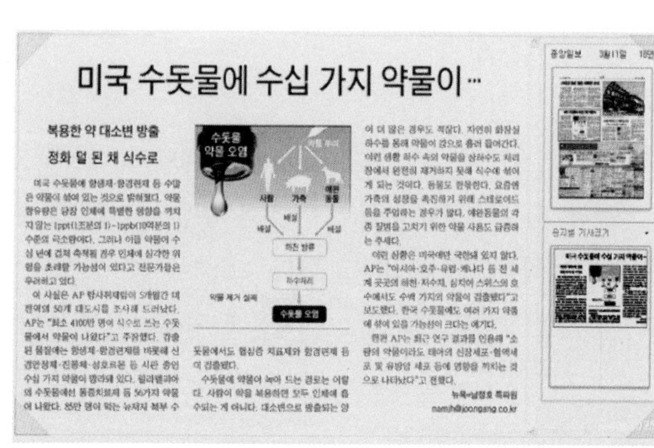

출처-중앙일보

* 수도관 노후의 문제

더욱이 수도관 노후로 발생하는 중금속 오염도 심각하다. 환경부에서 2002년에 전국 상수도관 노후 지역에 대한 수질 검사를 진행한 결과, 전국의 약 1400개 지점 중 약 4.5퍼센트인 64개의 지점에서 철 성분과 대장균, 잔류 염소 등이 검출된 바 있다. 이는 우리나라의 지하 매설 수도관의 50퍼센트 이상이 10년 내지 20년이 되었기 때문인데, 이렇게 수도관이 부식되어 있을 경우 아무리 원수가 깨끗해도 언제든지 오염의 위험성이 존재하는 것이다.

* 물탱크의 문제

또한 오래된 아파트의 물탱크 역시 부식 등으로 피벽이 벗겨질 수 있고, 정기적으로 청소한다고 해도 물이 고여 있을 경우 이물질과 세균에서 자유로울 수 없다.

| 특집 포커스 | **수돗물의 염소가 건강을 위협한다**

상수도가 개발되면서 이제는 각 가정마다 물 부족이나 물로 인한 어려움을 피할수 있는 시대가 왔다. 사실 일상적으로 원하는 만큼의 물을 사용할 수 있다는 자체반으로도 수도는 우리 생활에서 매우 중요한 고마운 시설일 것이다. 그러나 이 고마운 수돗물에도 불가피하고 심각한 문제가 존재한다. 바로 음용수로 사용하기에는 부적합한 부분이 존재한다는 것이다.

지금껏 우리는 수돗물에 대해 큰 문제의식을 느끼지 않았고, 때문에 일부에서는 불가피하게 수돗물을 음용수로 사용하기도 했다. 그러다 깨끗한 물에 대한 요구가 높아지면서 수돗물에서 미량의 중금속이나 미생물이 미치는 영향 등이 주목을 받기도 했다. 그러나 그에 비해 중요한 문제는 상대적으로 감춰져 왔다. 바로 소독 시 주입하는 염소에 대한 영향이다.

실제로 최근 들어 물고기들이 수백 만 마리씩 떼죽음을 당하고 있다. 물이 오염되었기 때문이다. 그런데 이런 일이 수돗물에서도 일어나고 있다면 어떻겠는가?

1. 물이 사람을 죽인다

우리 몸을 엑스레이 촬영해보면 동맥과 심장 판막, 관절, 내장 등에 광물질이 쌓여 있는 것을 볼 수 있다. 이는 우리가 마신 식수가 우리 몸으로 운반해 온 무기물질들인데, 우리가 마시는 수돗물이 바로 이 같은 무기물질들이 다량 포함된 경도 높은 물이다. 그리고 이런 광물질들이 식수를 통해 우리 몸에 유입해 다량 쌓일 경우 우리 몸은 치명적인 병을 얻을 수밖에 없게 된다. 특히 염소 소독이 된 경수가 콩팥에 무리를 가하면 심지어 생명을 잃을 수도 있다는 연구 결과도 있다.

2. 수돗물 소독 시 염소는 얼마나 첨가가 되고 있는가?

수돗물에는 박테리아와 미생물을 살균, 소독하기 위하여 필수적으로 염소를 첨가한다. 그리고 이 염소는 각 가정의 수도꼭지까지 도달되는 동안 일정 수준의 농도를 지키는 역할을 하는데, 이는 염소 없이는 수도관 내의 각종 세균이 번식할 수 있기 때문이다. 그러나 문제는 만 톤의 물을 생산할 때 약 10킬로그램 투입되는 염소의 양이다.

대부분의 도시 상수시설은 염소의 농도를 1ppm으로 유지하게 되는데, 이것이 병원균을 제거하는 데는 탁월하지만 물속의 다른 유기체나 인체에는 치명적인 영향을 미친다는 의문이 제기된 바 있다.

수돗물에 사용되는 세계 각국의 염소 농도

1. 일본 : 도쿄/1.5ppm, 전국각지/1ppm 이상
2. 미국 : 전역/0.1~0.5ppm
3. 한국 : 0.6~2ppm, 수영장 기준치 최소 0.4 ppm 이상

3. 염소에는 독성이 있는가?

먹는 물에 염소를 주입할 경우 잠재적으로 발암성 물질을 다량 만들 수 있다는 연구 결과가 있다. 실제로 수돗물에 소독제인 염소량이 높으면 구개열 등 기형아 출산 위험이 높아진다고 한다.

이 사실을 발견한 사람은 영국 버밍엄 대학의 주니 자콜라 박사인데, 그는 염소가 과도한 수돗물을 먹는 것은 물론, 목욕을 하거나 이 물을 끓이는 주전자에 가까이 서 있는 것만으로도 심장 기형, 구개열 또는 무뇌증 같은 기형아를 출산할 위험이 2배 높아진다고 밝힌 바 있다.

이는 인체에 직접적으로 영향을 미치는 독성 이외에도, 염소가 물속의 자연 물질과 화학반응을 일으켜 발생하는 부산물인 트리할로메탄이 피부를 통해 흡수되기 때문이라고 한다.

4. 염소는 우리 몸에 어떤 영향을 미치는가?

* 피부 노화

  : 피부를 거칠게 만들고 노화를 촉진한다. 또한 피부를 건조하게 만들어 아토피와 피부암, 가려움증을 유발한다.

* 모발의 탈모 및 변색

  : 모발의 단백질을 퇴화시켜서 탈모와 변색, 그리고 비듬의 원인이 된다.

* 눈과 호흡기에 침입 시 암 유발

  : 밀폐된 목욕탕에서 사용할 경우 마실 때보다 3~4배 높은 염소 농도가 피부와 코로 흡수되어 암을 유발하게 된다.

* 주부들의 건강 위협

  : 매일 싱크대를 사용하는 주부에게 주부습진을 유발하고 호흡기에 침투된다.

* 기관지 염증

　: 일본의 한 소아과 병원의 조사 결과, 목욕, 샤워, 에어컨, 승용차 보급에 따라 수돗물 수요가 급증하면서 염소 흡입량이 증가, 기관지 염증도 동시에 증가했다고 발표.

염소는 신종 현대병인 아토피성 피부염에 어떤 영향을 미치는가?

최근 많은 아이들이 아토피를 앓고 있고, 어른 환자의 수도 증가하고 있다. 아토피는 한번 앓게 되면 평생을 갈 수 있는 무서운 알러지성 피부질환이다. 그런데 이 아토피가 수돗물의 염소와 관련 있다는 연구들이 속속 발표되고 있다.

염소가 함유된 물로 목욕을 할 경우 코나 목을 통해 기관지나 폐로 염소가 들어가게 되는데, 호흡법을 간신히 배운 유아에게는 특히 이것이 심한 자극이 될 수 있다. 또한 미량의 화학 물질이라도 영향이 큰데, 염소가 든 수돗물로 목욕을 매일 할 경우 기관지 세포가 염소의 공격을 받아 기관지 면역 기능이 교란되면서 알러지

이처럼 수돗물은 그대로 먹게 될 경우 매일 위험한 화학물질을 체내에 받아들이는 것과 다름없는 만큼, 안심하고 먹기에는 부족함이 많다고 할 것이다.

3) 지하수도 안전하지 않은 이유는 무엇인가?

물 중에 가장 좋은 물은 바로 자연에서 얻는 물일 것이다. 깊은 산속에서 흐르는 물이나 청정한 지역의 지하수, 우물물 등은 많은 미네랄 성분을 함유한 말 그대로 약수에 가깝기 때문이다.

그러나 환경오염 문제가 심각해진 요즘, 소독이나 정화되지 않은 약수물, 더 나아가 시판되고 있는 생수들도 오염도가 심각하다는 의견이 분분하다.

실제로 미국에서는 EPA(미환경보호국)가 이미 1983년에 지하수의 사용을 금한 바 있다. 지하수에 EDB라는 발암물질과 생식 기능을 잃게 하는 물질이 발견되어 수돗물보다 위험하다는 결론이 난 것이다.

그런가 하면 지하수 대란을 예고하는 1978년 일본의 중앙경마회 식수 사건도 지하수나 약수 등 정화되지 않은 물의 위험성을 경고하고 있다.

이 사건은 1978년에 카스미가우라에 경마용 말들의 트레이닝 센터가 설립되면서 처음에 말들을 홋카이도에 데려와 물을 먹이려 했더니 웬일인지 말들이 물을 마시려고 하지 않았다. 그렇게 애써 물을 먹인 이후 말들 사이에 원인불명의 고열이 나타났고, 관리자들은 이것이 카스미가우라의 오염된 물이 원인이라고 생각해 정수기를 사용해 정화시킨 물을 먹였다. 그들의 추측은 옳았고 곧 병도 사라졌다.

이후 이 경마 센터에서는 말들을 위한 거대한 물탱크를 설치했으며, 이 사건 이후 쯔꾸바 학원 도시에서 가정의 정수기 보급률이 50%를 넘기 시작했다고 한다.

서울 약수터 5곳 中 1곳, '못 먹는 물'

　서울 시내 약수터 5곳 중 1곳의 물은 식수로 사용할 수 없는 것으로 나타났다.

　서울시는 올 1분기(1~3월) 시내 약수터 325곳 중 검사가 불가능한 약수터 28곳을 제외한 297곳의 수질을 검사한 결과를 21일 발표했다. 그 결과 전체의 20.2%인 60곳의 물이 먹는 물 수질기준에 부적합하다는 판정을 받았다.

　이는 지난해 같은 기간에 실시된 조사에서 11.1%가 부적합 판정을 받은 것에 비해 2배 가량 증가한 것이다. 시는 수질검사 기간인 2, 3월 서울지역의 기온과 강수량이 예년보다 상승해 부적합 비율이 높아졌다고 분석했다.

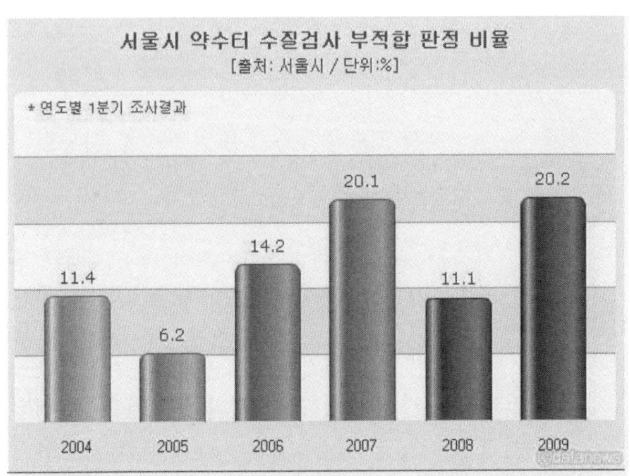

　이번 조사는 일반 세균과 대장균, 암모니아성질소 등 총 7개 항목을 검사했다. 수질기준 부적합 판정을 받은 60곳 중 일반세균과 총대장균군 등 미생물 기준을 초과한 곳이 57곳, 탁도 등 심미적영향물질 초과가 2곳, 질산성질소 등 건강상 유해영향물질을 초과한 곳이 1곳으로 조사됐다.

　시는 부적합 판정을 받은 60곳을 잠정폐쇄하고, 시설개선과 수질검사를 거쳐 재사용 여부를 결정할 예정이다.

　서울시 위생국 관계자는 "평소 자치구나 공원 홈페이지에 게시된 수질검사 결과를 확인하고 약수터를 이용하기 전 안내판에 부착된 수질검사표를 확인해야 한다"며 "특히 약수터는 빗물에 쉽게 오염되기 때문에 장마철에는 이용을 자제해달라"고 당부했다.

이수아 기자[leesooah@datanews.co.kr] 출처 - 데이터 뉴스

2. 물, 내 몸을 살린다

우리가 잘 아는 격언 중에 "인간은 흙에서 태어나 흙으로 돌아간다."는 말이 있다. 그러나 이것을 물의 관점에서 보면 어떨까?

인간은 태어나는 순간 어머니의 양수, 즉 물에서 시작해 성인이 되어서도 몸의 70%가 물로 구성되어 있다. 이런 면에서 어쩌면 인간은 물에서 태어나 물로 돌아간다는 말이 더 적합할 수 있다.

그렇다면 우리는 어떤 물을 마셔야 건강할 수 있고, 어떻게 좋은 물과 나쁜 물을 구분할 수 있을까? 좋은 물을 올바른 방법으로 마시려면 어떤 노력을 해야 할까?

이번 장에서는 좋은 물이 반드시 가져야 할 중요한 조건들을 알아보고, 우리가 일상 속에서 놓치고 있는 부분들을 점검해서 보다 건강한 물 마시기의 길잡이를 마련해보자.

1) 물, 얼마나 마셔야 할까?

우리의 생명은 물에 의존하고 있다고 해도 과언이 아니다. 인간의 신체 4분의 3 이상이 물일뿐더러 우리는 해마다 자신의 몸무게의 5배가 되는 물을 마신다. 실제로 물은 산소 다음으로 인간의 생존에 중요한 요소다.

인체 조직의 수분 함유율

조직체	조직 함유율(%)	전체 수분에서 차지하는 비율(%)
혈 액	83	6.5
신 장	83	0.5
폐	79	0.9
심 장	79	0.6
근 육	76	43.4
비 장	76	0.2
뇌	85	2.3
장	75	2.1
피 부	72	20.6
간 장	68	2.4
골 격	22	2.5
기 타	-	18

출처 -물의 구조와 움직임(일본한의학 출판)

이때 우리가 관심을 두어야 할 부분은 우리가 일상적으로 활동하면서 이 중요한 물을 계속해서 소비하고 배출한다는 점이다. 예를 들어 우리가 마신 물은 몸의 신진대사와 배설은 물론 호흡과 체온 유지 등 수많은 기능들에 소요된다.

* 호흡 - 수증기로 배출되는 양이 600g
* 땀 - 땀구멍을 통해 땀으로 발산되는 양이 500g
* 대변 및 소변 - 1400g

이처럼 약 2.5L의 수분이 체외로 배출되는 이상 우리 몸에서 성인 기준으로 하루에 필요한 물의 양은 2.5L 이상이며 이 정도의 수분을 지속적으로 보충하지 못할 경우, 우리의 신장과 각 장기들은 물 부족 상태를 겪게 되고, 이것이 노화와 질병의 원인이 된다.

그러나 진짜 문제는 실제로 하루에 2L의 물이 필요하다는 점을 모르거나, 알더라도 이 정도 물 마시기를 버거워하는 이들이 적지 않다는 점이다.

그러나 물 마시기는 기본적으로 습관의 문제다. 일상적으로 물 마시기를 가까이 하기 위해서는 당분간 의식적으로 물을 가까이 하고 물에 대해 관심을 가질 필요가 있다.

이처럼 우리가 물 마시기를 중요시 여겨야 하는 이유는 다른 것이 아니다. 물이 우리 생명 유지에 절대적인 역할을 하기 때문이다.

그렇다면 이 2.5L의 물들은 어디에 사용될까?

예를 들어 우리가 매일 같이 마시는 물은 일단 입을 거쳐 위와 간, 그리고 심장, 혈액, 세포, 신장을 거쳐 체내에서 순환하게 된다. 그 와중에 이 물이 영양분을 용해하고 노폐물을 씻어내게 되는데, 그 외에도 다음과 같은 중요한 역할들을 하게 된다.

_ 물의 기능

* 체내 조직의 모든 틈새를 채우면서 동시에 세포를 연결시킨다.
* 세포 형태를 일정하게 유지한다.
* 원활한 대사 작용을 유지시킨다.
* 영양소를 녹이고, 흡수, 운반해서 각 세포에 공급하는
  역할을 한다.
* 독성 물질 및 노폐물을 체외로 배설시키도록 돕는다.

* 생명유지에 필수적인 혈액의 산-알칼리 평형성을 유지한다.

* 체온을 일정하게 조절한다.

* 아미노산, 효소, 호르몬, 항체를 저장한다.

* DNA의 손상을 방지하고 회복시킨다.

* 적혈구가 산소를 품을 수 있도록 도와준다.

* 척추 디스크와 관절의 충격을 흡수한다.

* 세로토닌과 멜라토닌 등의 호르몬 생산을 도와 수면 리듬을 회복시킨다.

* 피부의 노화를 예방한다.

* 골수 내의 혈액 생산 시스템을 유지해 각종 감염과 암세포에 대항하는 면역 시스템을 구축한다.

 여름철 건강비법, '보양식과 물'

교원그룹, 20~40대 주부 고객 200명 대상 '건강 노하우' 설문

20~40대 주부들은 여름철 건강을 지키기 위한 비법으로 보양식과 건강식품, 물을 선호하는 것으로 조사됐다.

교원그룹은 고객 가운데 20~40대 주부 200명을 대상으로 이달 1~10일 '여름철 나만의 건강 노하우'에 대해 설문조사한 결과를 13일 발표했다.

결과에 따르면 '보양식을 먹는다'는 응답이 31퍼센트로 가장 많았고 '건강기능식품을 먹는다'는 응답은 25퍼센트에 달했다. 22퍼센트의 응답자가 '물을 자주 마신다'고 답해 3위에 올랐고 '운동을 한다'(18퍼센트)와 '잠을 잔다'(2퍼센트), '여행을 떠난다'(1퍼센트)가 뒤를 이었다.

'추천해주고 싶은 여름 건강법' 1위는 '꾸준히 운동을 한다' (36퍼센트)가 차지했고 '물을 자주 마신다' (29퍼센트)는 응답이 2위를 기록했다. '여행을 떠난다' (11퍼센트)가 3위에 오르고 '건강기능식품을 먹는다' (4퍼센트)와 '잠을 잔다' (1퍼센트)는 답이 각각 4, 5위를 차지했다.

그룹 관계자는 "무더운 날씨가 계속되면서 고객들이 물을 많이 찾고 있는 가운데 특히 교원웰스정수기는 미네랄이 함유된 약알칼리수라는 장점을 내세워 5월 대비 6월 판매량이 55퍼센트 늘어났다"며 "물을 자주 마셔 수분섭취를 충분히 하는 게 여름철 좋은 습관이다"고 말했다.

김병근 기자 | 2009/07/13 출처 : 머니투데이

2) 어떻게 마셔야 건강하게 마실 수 있을까?

최소 하루에 물을 8잔 마시면 몸의 신진대사가 활발해질 뿐 아니라 대장암과 유방암의 위험을 낮춰준다는 연구 결과가 있다. 또한 물을 잘 마시면 몸의 노폐물을 씻어내고 수분 부족을 막아 노화를 방지하고 신진대사가 활발해지는 효과가 있다. 즉 물 하나만 잘 마셔도 우리 몸에 이로운 점이 많은 셈이다.

그렇다면 같은 물을 같은 양으로 마셔도 우리 몸에 더 도움이 될 수 있도록 효과적으로 마시는 방법은 없을까?

지금부터 다음의 방법들을 차근차근 살펴보고 일상 속에 적용해보자.

자주, 그리고 천천히 마시자

몸에 좋다고 해서 물을 한꺼번에 많이 마실 경우 장기가 무거워져 아래로 늘어지면서 부담을 느끼게 된다. 또한 물은 위와 소장을 통해 간으로 보내진 뒤 다시 심장으로 보내지는데, 한꺼번에 많은 양이 들어오면 간 역시 쉽게 피로해질 수 있다. 또한 혈액 속의 나트륨을 희석시켜 몸이 무기력해질 수도 있다.

따라서 물은 씹듯이 천천히 자주 들이키는 것이 좋다. 가장 좋은 물을 마시는 주기는 기상 시 1컵, 식사 30분 전후에 1컵씩, 취침 30분전에 1컵 정도 마시고, 나머지는 조금씩 나누어 음료수를 즐기듯이 마시도록 한다.

* 공복에 차가운 물은 보약이다

물은 온도가 내려가면 분자의 5개 사슬 모양이 6각형으로 바뀌게 된다. 바로 육각수가 이 6각형으로 변한 차가운 물을 일컫는 말이다. 이 육각수는 열용량이 크고 DNA 같은 생체분자와 어울려 생명 기능을 향상시킨다.

따라서 몸이 차거나 몸에 질병이 없는 경우 적당히 차가운 물을 먹으면 몸에 활력이 생기게 된다. 특히 기상 시 차가운 물은 밤새도록 이완된 장기들을 깨워 소화기관을 활기차게 움직이게 해주어 배설이 촉진된다.

* 차보다는 맹물을 마셔라

간혹 맹물을 마시기 힘들어하거나, 이왕이면 수분을 섭취하겠다는 생각으로 자주 커피나 차를 마시는 경우가 있다. 그러나 차는 일정 정도의 카페인이 함유되어 있을 뿐 아니라 이뇨 작용이 강하기 때문에 오히려 물의 배출을 촉진시키는 경우가 있다. 커피의 경우 3잔 이상을 마시면 성인의 경우 약 0.7L의 물을 배출하게 되는 식이다. 따라서 수분 섭취를 목적으로 한다면 차나 커피 대신 맹물을 마시는 편이 훨씬 효과적이다.

* 깐깐하게 좋은 물을 골라 마셔라

물을 많이 꼼꼼하게 마시다 보면 물에도 맛과 향이 있다는 것을 알게 된다. 이는 물 안에 포함된 미네랄이나 정화 처리로 인한 것인데, 물을 마실 때는 좋은 물을 깐깐하게 골라 마시는 것이 중요하다. 질 나쁜 물을 마실 경우 오히려 유해 물질들을 섭취하게 되어 오히려 건강을 망칠 수도 있기 때문이다. 따라서 장수 마을의 장수 비결 중의 하나가

'좋은 물' 이었다는 점을 기억하고 물의 성분과 용도, 오염의 유무 등을 반드시 따져봐야 한다.

좋은 물의 가장 중요한 조건 중에 하나는 맛과 냄새이다. 물에 염소 처리를 하면 물맛이 변하고 불쾌한 냄새가 나는데 미처 염소가 휘발되지 않았기 때문이다. 반대로 물 분자가 조밀하고 불순물이 없는 물은 냄새도 맛도 훌륭하다. 언뜻 보기에는 구별이 힘들지만 맛과 냄새에 주의를 기울이면 더 좋은 물을 구별하는 감각을 키울 수 있다.

내 몸을 맑게 하는 물 이야기 ③

좋은 물이 도움을 주는 일상적 질환들

1. 감기 : 물은 일단 섭취되면 빠르게 흡수되어 혈행을 부드럽게 한다. 이렇게 혈행이 부드러워지면 몸의 독소나 바이러스 배출이 빨라지고, 발열로 뜨거워진

체온을 적절하게 유지해 불편감을 덜 수 있다.

2. 숙취 : 술을 마시면 일종의 탈수 현상으로 체내의 수분이 부족해진다. 이때 물을 마셔주면 간이 알코올을 분해해 에너지로 환원하는 작용을 도울 뿐 아니라 물 부족으로 인한 무기력감과 두통도 덜 수 있다.

3. 부기 : 짠 음식을 먹으면 몸이 붓게 되는데 이는 물이 소금기와 함께 몸에 차 있기 때문이다. 이때 물을 많이 마시면 염분 배출을 도와 몸의 부기를 가라앉힐 수 있다.

4. 금연 : 동서고금을 막론하고 금연의 첫 번째 처방은 물을 자주 마시라는 것이다. 습관적으로 담배를 물게 될 때 물을 마시면 심리적 안정을 얻을 수 있을뿐더러 물을 통해 니코틴 배출이 빨라지게 된다.

3) 좋은 물을 마시려면 좋은 물에 대해 알아야 한다

좋은 물을 떠올릴 때, 우리는 가장 먼저 '깨끗한 물'을 떠올린다. 그러나 단순히 깨끗하기만 한 물이 과연 좋은 물일까? 물론 위생은 좋은 물의 가장 기본적인 조건이지만, 이외에도 좋은 물로 판명 받으려면 다른 여러 조건들이 필요하다. 즉 오염 물질이 제거된 것은 물론 건강을 유지하고 질병을 막아주는 조건들을 골고루 갖춘 물이야말로 진정 좋은 물이라고 할 수 있다.

다음은 많은 물 관련 학자들이 말하는 좋은 물의 조건을 핵심적으로 짚어본 부분이니 꼭 숙지하도록 하자.

첫째, 좋은 물은 미네랄이 풍부해야 한다.

본래 물에는 각종 미네랄들이 함유되어 있어 우리 몸의 건강 유지에 좋은 영향을 미친다. 예를 들어 물에도 맛이 있는데, 이 물맛을 결정하는 철분과 마그네슘 등이 바로 미네랄이다. 미네랄은 비록 우리 몸에 소량만 필요하지만 체내에서 생성되지 않는다는 단점이 있다. 또한 비록 소량이

라도 지속적으로 결핍될 경우 치명적인 질병을 일으킬 수 있다. 그리고 좋은 물은 이 미네랄의 섭취와 흡수를 촉진해 건강 유지에 큰 도움을 준다.

둘째, 약 알칼리 물이어야 한다.

약 알칼리 수는 생체의 활력을 높여주고 각종 병에 대한 저항력을 키워주는 효능이 있다. 또한 노화의 원인인 산성 물질을 중성화시킴으로써 인체 노화를 방지하기도 한다. 또한 강력한 산화 물질들에 대항해 암의 발생 위험을 낮춰준다. 특히 노인들의 경우 약 알칼리 수가 좋은 도움이 되는데, 이는 알칼리 수가 통풍의 원인이 되는 요산을 쉽게 배출시켜 주기 때문이다.

셋째, 인체에 해를 끼치는 유·무기 화합물과 미생물, 박테리아, 바이러스가 없어야 한다.

우리가 매일 마시는 물은 인체를 정화해주고 몸의 생체 기능을 원활하게 도와준다. 이때 인체에 유해 요소가 있으면 물이 제 기능을 할 수 없을뿐더러, 하루에 1~2리터의 적잖은 양을 마신다는 점에서 몸에 치명적인 영향을 미칠 수 있다.

넷째, 잔류 염소가 없어야 한다.

수돗물을 정화하는 과정에서 필수적으로 염소가 투여되는데, 이 염소는 역한 냄새를 풍길 뿐 아니라 일부 유기화합물과 결합하면 트리할로메탄이라는 발암물질을 생성한다. 따라서 잔류 염소의 여부는 물의 조건에서 아주 중요 부분이다.

이 모든 조건을 갖춘 물은 맛이 깔끔하면서도 상쾌하며 우리의 위와 장을 씻어주어 유해한 물질을 거둬준다. 또한 세포에 흡수가 빨라 생체 기능의 활력을 높여준다.

그렇다면 우리 일상 속에서는 과연 어떻게 좋은 물을 구분하고, 어디서 그런 물을 얻을 수 있을까? 연이어 다음 장에서 알아보도록 하자.

염소 소독이 만들어내는 독성 물질, 트리할로메탄

최근 들어 염소 소독 시에 생겨나는 발암성 물질인 트리할로메탄(Trihalometane)이 큰 문제가 되고 있다. 트리할로메탄(THM)은 원수 중에 공장 폐기물이 유입되어 생기기도 하지만, 주로 유기물질 오염도가 높을 때 정수 과정에서 사용하는 염소와 반응하여 생성되는 물질로, 약자로 THM이라고도 표기한다.

트리할로메탄의 구조는 우리가 잘 알고 있는 메탄(CH4) 가스의 수소 원자 4개 중 3개가 염소(Cl)나 브롬(Br)같은 할로겐족 원자 3개로 치환된 화합물로서, 이 중에서 주로 클로로포름(Chloroform)을 말한다.

클로로포름은 끓는점이 61~62℃로 낮은 편이라 쉽게 휘발이 된다. 즉 액체로 피부에 닿는 것도 문제지만 증기를 마시면 매우 해롭다. 특히 발암물질로 위험도가 높아서 우리나라를 비롯하여 일본. 미국 등에서는 음료수 중에 0.1ppm이하로 규제하고 있다.

3. 내 몸을 다스리는 물의 효능

흔히 어떤 약이나 식품을 먹고 몸이 좋아져서 기뻐하는 사람은 많아도, 좋은 물을 먹어서 몸이 좋아졌다고 말하는 사람은 드물다. 이는 우리 마음속에 이미 "설마 물 하나 가지고 몸이 좋아지겠어."하는 의심이 있기 때문이다. 이 때문에 실제로 좋은 물의 효능을 보고도 그 효능을 확신하지 못하는 사람들이 적지 않다.

그러나 좋은 물의 조건들을 갖춘 물들은, 분명 단순한 건강의 개선 효과를 넘어 치료 효과를 가진다. 사실상 상식적으로만 생각해 봐도, 온몸의 절반 이상을 차지하는 물이 좋으면 건강도 좋아질 수밖에 없는 것 아니겠는가?

이번 장에서는 좋은 물이 어떻게 우리의 몸을 다스리는지, 그리고 그것을 넘어 어떻게 병과 싸워나가는지 그 과정과 원리들을 찬찬히 살펴보도록 하자.

1) 암 질환과 물

사실상 물이 암을 치료한다는 것은 감히 확신하기 어려운 이론이다. 또한 이 말을 듣고 정말 그럴 것이라고 믿는 이도 드물 것이다. 그러나 암 환자가 치료 도중에 좋은 물을 마시고 암의 치료에 지대한 영향을 미친 사례는 실제로 존재한다.

최근 들어 '기적의 물 분자론' 이라는 물의 항암치료 연구에 두각을 드러내고 있다. 이는 암세포나 암 조직을 둘러싼 물의 환경이 암세포에 지대한 영향을 미쳐서 치유와 악화에 관계한다는 내용이다. 따라서 이 암 주변부에 육각수처럼 미네랄 이론이 풍부한 알칼리수 이온화 원소를 투입한 물, 초저온 냉각수 등을 투입하는 방법 등이 실제로 실험되고 있다.

실제로 이 이론을 토대로 일본에서 실시한 생체 실험 결과, 암세포가 생긴 쥐에게 보통의 물을 주사하자 암세포 수가 4일째에 10만 개에서 300만 개로 늘어난 반면, 칼슘이온이 첨가된 물을 주사하자 다시 암세포가 200만 개로 줄더니 다시 4일째에는 2만 개가 되었다.

이는 우리 몸에 이로운 성분을 가진 물 분자가 암과 싸우는 능력을 가지고 있으며, 앞으로도 항암 치료에 물 치료의 가능성이 높아지고 있음을 보여주는 중요한 증거라고 할 수 있다.

2) 당뇨와 물

수많은 질환들 중에서도 당뇨는 물과 깊은 연관을 보인다. 인슐린을 분비하는 췌장에 직접적인 영향을 미치기 때문이다. 우리의 췌장은 우리 몸의 물 조절에 직접적으로 관여한다. 칼륨이 각 세포의 물의 양을 조절하는 역할을 할 뿐 아니라, 췌장 세포로부터 물을 끌어 모아 효소와 중탄산염 등과 섞은 혼합물을 장으로 내보낸다. 이 혼합물은 장에 닿아 소화 때 쓰이는 산을 중화시키는 역할을 한다.

그런데 문제는 이런 췌장의 움직임에 물이 모자랄 경우다. 이렇게 되면 췌장은 효소와 중탄산염을 혼합한 소화 혼합물을 제대로 만들지 못하고, 이것이 부족해지면 장 안의 산이 중화되지 못하게 된다. 그리고 이런 상황이 되면 몸 안에는 혼선이 생겨나게 된다. 췌장이 제대로 움직이려면 물이 들어오거나 산 분비가 멈추거나 해야 한다. 그런데 물이 부족하면서 인슐린 분비가 동시에 줄어들면, 인슐린은 더 이상 여타 말초 세포들에게 물과 영양분을 전달할 수 없게 되고, 그 기능을 잃게 되면서 이것이 몸 안의 생체의 흐름을 끊어 놓게 된다.

그리고 이럴 경우 더 이상 물을 세포 안으로 밀어 넣어주는 인슐린의 움직임이 정지하게 되는 것이 바로 당뇨병의 현상 중에 하나다.

바로 이때 좋은 물을 충분히 공급해 주는 것은 굉장히 중요한 일이 된다. 췌장 활동의 정상화를 이끌어내는 데 도움이 될 뿐 아니라, 나아가 물과 깊은 관련이 있는 인슐린 분비의 정상화에 큰 도움이 될 수 있기 때문이다.

3) 면역체계와 물

인체는 스스로를 방어하기 위해 복잡한 면역 체계를 가진다. 그런데 이 면역 체계가 무너지면 각종 질병에 걸릴 뿐만 아니라 그것이 더 치명적인 질병으로 나아갈 수 있다. 이럴 때 좋은 물은 우리 몸의 면역체계에 직접적으로 관여

한다.

　여러 면에서 좋은 물의 조건을 갖춘 물을 섭취하자, 종양을 막아주는 활성인자 인터루킨 발생이 현저하게 촉진되고, 암세포를 죽이는 내추럴킬러세포와 인터페론의 활성도 증대되었다. 또한 백혈병 세포 증식과 암 유전자의 억제가 일어나기 시작했다. 다시 말해 앞서 설명한 물을 통한 암과 당뇨의 치료 또한 이 같은 면역 체계의 회복에서 시작된 것이라고 볼 수 있다.

4) 혈관계 질환과 물

　동맥경화와 고혈압은 혈관의 문제이지만, 근본적으로 보면 피가 오염되어서 생기는 질환이다. 이런 동맥경화와 고혈압은 심해지거나 오래 방치되면 뇌출혈과 뇌경색 등으로 이어지게 된다.

　동맥경화의 직접적 원인 중에 하나가 과산화지질이라는 것은 아마 대부분 알고 있을 것이다. 이 과산화지질을 지질 단백이 산화되어 생기는 것으로 좋은 물은 항산화 작용을 통해 이 지질이 산화되는 것을 막아준다.

실제로 많은 체험 사례들 중 좋은 물을 꾸준히 음용한 결과 고혈압이 좋아졌다는 사례를 볼 수 있는데, 이는 알칼리 등 좋은 물의 성분이 과산화지질을 억제하고 혈관 노폐물을 씻어주기 때문이다. 즉 혈관계 질환을 예방하는 물은 항산화 작용이 높은 물일수록 그 효과가 좋다고 할 수 있다.

5) 알레르기와 물

알레르기 반응은 알레르기 유발 물질이 체내에 염증을 일으키는 면역글로블린E 항체를 만들어내서 생기는 것이다. 일반 사람들은 대부분의 알레르기 반응을 이겨내지만 알레르기 환자는 알레르기를 이겨내기 위해 지나칠 정도의 면역글로블린E 항체를 만듦으로써 알레르기 반응을 일으키게 되는 것이다.

아직도 알레르기는 그 원인이 정확히 밝혀지지 않았지만, 대부분의 의학자들은 식생활의 개선 즉 인스턴트를 피하고 수분이 많은 신선한 야채를 먹을 것을 권한다. 여기에서도 물의 역할은 면역 체계의 강화와 일정한 항산화 작용과 연관이 있다. 백혈구를 튼튼하게 해 면역 체계를 강하게 만들면 알레르기에 대한 과민반응을 줄일 수 있을뿐더러, 항산화 작용이 활성산소를 제거하면 염증 반응을 완화할 수 있기 때문이다.

실제로 옛날에는 알레르기를 두드러기쯤으로 아는 경우가 많았는데, 그때 어르신들의 처방이 '우물물 먹기'였다는 것은 물과 알레르기의 발생과 치료에 일정한 연관성이 있다는 것을 잘 보여준다고 할 수 있다.

6) 골다공증과 물

골다공증은 우리 몸의 뼈에서 칼슘이나 칼륨이 빠져나와 생기는 질환이다. 이는 산성 음식을 많이 먹거나 스트레스를 받아 몸의 알칼리를 지나치게 소모하면 혈액이 산성화되고 이것이 순환 체계에 장애를 일으키게 된다.

이때 우리 몸은 이 산성화를 막기 위해 칼슘이나 칼륨을 필요로 하게 되고, 그래서 뼈에서 이 두 영양소가 차출되게 되는 것이다.

골다공증의 치료의 기본은 칼슘과 칼륨의 보충이지만, 이만큼 중요한 또 하나가 바로 혈액의 산성화를 방지하는 것이다. 이때 좋은 물을 마시게 되면 혈액이 깨끗해지고 항산화 작용으로 인한 체액의 산성화가 억제되게 된다. 또한 좋은 물은 지질이나 미네랄을 녹이는 계면활성력이 뛰어나다. 이는 산성노폐물을 처치하기 위해 이와 결합한 칼슘이 물에 용해되어 노폐물과 함께 떠내려가지 않고 몸 안에 남아 있게 된다는 것을 의미한다.

즉 골다공중은 단순히 칼슘과 칼륨만의 문제가 아닌, 칼슘을 원활하게 보급하고 피를 맑게 해주는 물의 도움을 받아야 해결할 수 있는 질병 중에 하나다.

7) 신장결석과 물

신장결석이 생기는 원인은 요산 때문이다. 단백질이 분해되면 고체가 되는데 이것이 관절 사이에 끼어들면서 통증이 유발되는 것이다. 게다가 요산은 칼슘과 만나면 산성으로 변해 돌처럼 딱딱하게 굳게 된다. 이 돌덩어리처럼 단단해진 요산과 칼슘의 결합체가 신장에 쌓이는 것이 바로 신장 결석이다.

이때 좋은 물은 앞서 이야기했듯이 계면활성력이 높아

칼슘이 요산과 만나는 것을 막아주고 이런 노폐물의 배출을 쉽게 도와주어 요산과 칼슘의 결합체가 신장에 쌓이는 것을 막아주게 된다.

8) 탈수증과 물

탈수증은 말 그대로 체내에 필요한 물이 부족한 현상을 말한다. 일반적으로 탈수증에 잘 걸리는 사람들은 보통 사람들에 비해 물 섭취량이 적은 경우가 많다. 탈수증은 언뜻 물만 부족한 것처럼 느껴지지만 피로와 부종, 당뇨병 발생 위험을 높인다는 점에서 위험한 증상이다. 또한 몸 안에 물이 부족하면 쉽게 피로하게 된다.

탈수증의 해결은 좋은 물을 많이 마시는 것만으로도 충분히 해결할 수 있다. 이때 물을 많이 마시는 것이 어렵다면 치료를 동반하게 될 수도 있으며, 시간을 두고 순차적으로 물의 양을 늘려나가야 한다. 처음에는 신체 기능이 약화되어 물이 제대로 배설되지 못해 몸이 붓기도 하지만 좋은 물을 꾸준히 마셔주면 다시금 신진대사가 촉진되어 원래의 기능을 되찾을 수 있으므로 꾸준히 마셔야 한다.

9) 저혈압과 물

저혈압의 원인은 체내의 칼슘이온의 부족 때문에 생겨난다. 이 칼슘부족이 심장의 움직임을 둔화시켜 혈액순환이 어려워지면서 혈압이 급강하하는 것이다. 때문에 저혈압 치료는 일반적으로 칼슘이온을 섭취하면서 진행하게 되는데, 아무리 칼슘이온을 먹어도 몸이 산성화되어 칼슘이온이 산성노폐물과 함께 빠져나가면 아무 소용이 없다. 즉 단순히 약을 먹기 전에 질병의 근본 원인을 지적하고 개선해야 한다.

이때 좋은 물은 앞선 여러 질병들과 마찬가지로 칼슘이온과 산성노폐물의 결합을 막고 몸 안에 칼슘이온의 비율을 일정하게 유지해주는 역할과 동시에 노폐물의 배출을 돕는다. 즉 몸 안의 떠돌던 나쁜 노폐물들이 자연스레 배설되면서 더 이상 칼슘이온을 빼앗는 일이 일어나지 않게 되고, 더불어 칼슘이온의 원활한 공급이 심장 기능을 정상화시키게 된다.

4. 건강한 물을 마시기 위한 제안

물 일상 속에서 가장 가까운 물은 바로 수돗물이다. 그런데 이렇게 일상적으로 사용하는 수돗물이 우리 건강을 위협하고 있다. 우리는 현재 수많은 화학물질에 노출되어 살아간다. 매해마다 수십 가지의 새 화학합성물이 나타나고 필연적으로 인체 내에 스며든다. 그리고 그 합성물들 중에 가장 일상적으로 우리를 공격하는 것이 바로 수돗물의 염소다.

오사카부립대학의 다카모노 소이치로 교수는 분석화학의 대가로, 염소가 함유된 수돗물을 계속해서 그냥 마실 경우 우리 몸에 치명적인 영향을 미칠 수 있다는 주장을 계속해왔다. 우리가 매일 마시는 물의 양은 대략 2.5리터에서 3리터 정도인데, 이 경우 매일 0.0075미리그람의 발암 물질을 체내에 축적하게 된다는 것이다.

그렇다면 염소는 우리 몸과 질병에 어떤 영향을 미치고, 이를 예방하려면 어떻게 해야 할지를 살펴보도록 하자.

1) 염소량이 높은 수영장에 대한 경고

어린 시절부터 수영을 많이 한 수영 선수들에게는 한 가지 특징이 있다. 특히 이는 머리색이 까만 아시아 선수들에게서 많이 나타나는데, 대부분 머리칼이 갈색으로 탈색되어 있다는 것이다. 이는 온종일 수영장 물에서 생활하면서 염소에 머리칼이 탈색되었기 때문이다. 특히 연습량이 많은 선수일수록 이런 탈색이 심하게 진행된다고 한다.

혹시 올림픽 수영장에서는 일반 수영장과 달리 염소 소독 대신 오존(O_3)을 이용해 살균을 진행한다. 오존은 물 안에 들어가면 산소 안으로 들어가면 산화되어 물에 아무런 해악을 미치지 않는다. 반면 염소로 살균을 하게 되면 장거리 동안 물 표면에서 호흡을 해야 하는 장거리 선수들의 경우 절대로 좋은 컨디션을 발휘할 수 없게 된다. 올림픽 측에서도 이 점을 알기 때문에 선수들이 경기용으로 사용하는 풀장에는 염소 소독을 하지 않는 것이다.

이것은 과연 무엇을 의미하는가? 아무리 정부에서 염소 소독이 해가 없다고 주장해도 결과적으로 염소가 들어 있는 물이 호흡, 피부, 음용 등을 통해 우리 몸에 들어갈 경우 질병을 유발하거나 최소한 나쁜 영향을 미친다는 것이다.

비단 올림픽 수영장의 예를 들 것도 없이, 수영장을 다니는 가정주부나 아이들 사이에 흔히 나타는 질환이 있다. 바로 피부의 건조와 각화, 모발의 손상, 심각할 경우 시력이나 호흡 곤란 등이다.

특히 아이들의 경우 어른보다 피부가 약하기 때문에 쉽게 염소의 영향을 받아 피부에 손상을 입을 수 있다. 또 하나 문제는 수영장에서 사용하는 샤워 시설의 대부분이 수영장 물을 함께 사용한다는 것이다. 따라서 수영장에 다녀야 하는 아이라면 반드시 정수한 물을 페트병에 가지고 가서 마무리로 몸을 헹구도록 교육시킬 필요가 있다.

또한 효도하고 싶다는 마음에서 부모님을 물 에어로빅, 수영 등의 강좌에 참여시키고자 한다면 반드시 수영장의 염소 소독과 관련해 주의를 기울여야 한다.

마지막으로, 목욕을 할 때 무방비로 염소 소독한 뜨거운 물이 쏟아지는 샤워보다는 욕조에 뜨거운 물을 받아 일정 정도 염소가 증발한 뒤에 들어가는 편이 염소의 흡입량과 피부의 손상을 줄일 수 있는 방법임을 기억해야 한다.

염소 소독한 물에 대한 전문가들의 의견

"유해 물질을 함유한 물로 샤워하는 것은 그 물을 마시는 것보다 더 위험하다고 지난주에 열린 미 화학협회(ACS)의 연구 발표회에서 보고되었다.

샤워 중에는 유해물질 등이 증발해 이 증기로 호흡을 하게 된다. 또한 그 증기가 집 전체에 퍼져 다른 사람들도 마시게 된다."

- 『New Scientist』 18 September 1986, Lan Anderson

"심장발작, 심장마비 등으로 나타나는 동맥경화의 원인은 다름 아닌 우리가 마시는 물속에 포함된 염소 때문이다."

- Coronaries / Chlesterol / Chlorine, Dr. J.M. Preco, M.D

"오염물질의 피부 흡수는 지금까지 지나치게 간과되어 왔다. 음용만이 인체를 오염원에 노출되는 유일한 주요오염로는 아닐 수 있다."

- 『American Journal of Public Health』, Dr. Halina Brown

　"샤워를 자주하는 사람들은 호흡과 피부 흡수를 통해 휘발성 유기 화합물에 노출된다.

　샤워 중에 호흡을 통해 흡수되는 양은 염소 소독된 물을 2 l 마시는 것과 같다."

- 『Is Your Water Safe to Drink』, Consumer Report Book

2) 염소는 음식의 비타민을 파괴 한다

교토대학의 연구반에서도 수돗물로 밥을 지을 경우 흔히 섭취하기 쉽지 않은 중요한 영양소인 비타민 B1이 파괴된다는 것을 발견했다.

버섯 역시 수돗물로 씻을 경우 비타민D가 줄어들게 된다. 즉 수돗물의 유해 성분은 물 자체를 오염시킬 뿐만 아니라 그 물로 씻어내는 음식물의 영양소도 함께 파괴한다.

뿐만 아니라 우리가 야채 등을 섭취할 때 가장 기대하는 비타민 C 역시 염소 소독한 수돗물 앞에서는 꿈짝하지 못한다. 예를 들어 녹황색 야채를 씻을 때 비타민 C의 30%가 파괴되는 것은 물론, 심지어 녹차를 끓여 먹어도 수돗물로 끓일 경우 비타민 C가 파괴되면서 맛이 떨어지게 된다. 이는 양배추, 쌀 등에 많이 포함되어 있는 비타민 C가 수돗물 중의 염소와 반응하여 순식간에 산화체와 염소(HCl)로 변화해 파괴되기 때문이다.

실제로 양배추를 잘게 썰어서 수돗물에 담글 경우, 15분 뒤에는 14.7%, 30분 지나면 23.9%, 60분 지나면 31.8% 정도 비타민 C가 감소하게 된다. 쌀의 경우는 15분 지나면 비타민 B1이 8.6% 감소, 간은 15분 담그면 비타민 B2가 7.4% 감소한다. 바로 수돗물 중의 소독용 염소 때문이다.

실제로 단단한 야채를 준비해 하나는 정수기를 사용한 물에 담고 하나는 수돗물에 담그고 어떻게 변하는지를 일주일간 살펴보면 수돗물의 염소가 생야채에 어떤 해악을 미치는지를 눈으로 볼 수 있다.

정수기 물에 담근 야채에 비해 수돗물의 야채는 영양분이 파괴되어 훨씬 빨리 시들고 상해 버린다.

특히 이런 비타민의 파괴는 아이가 있거나 노약자가 있는 집이라면 더욱 주의해야 한다. 성장하는 아이들과 노인들에게 비타민은 없어서는 안 될 중요한 영양소다. 예를 들어 비타민 B1 같은 요소가 없을 경우 각기병 같은 증상이 생길 수 있으며, 비타민 C를 잃으면 면역력과 활력을 잃어 쉽게 질병에 걸린다.

일상적으로 먹는 쌀을 씻고 불릴 때는 반드시 정수기의 물을 사용해야 주식에서 필요한 영양소를 충분히 얻을 수 있다. 또한 야채도 수돗물에 빠르게 씻어 건져낸 후 다시 정수기 물에 헹궈야 파괴를 막을 수 있다.

3) 염소가 기형아 출산을 증가 시킨다

기형아는 엄마의 태내 양수가 혼탁해져서 생기는 불상사다. 다시 말해 모체가 어떤 음식과 음료수를 음용하는가에 따라 태아의 건강이 결정되는 셈이다.

최근 들어 늘어난 기형아 출산율에 건강하지 못한 물, 그 중에서도 염소 소독한 수돗물이 그 원인이라는 의견들이 다수 등장하고 있다.

2008년 6월 데일리 메일 인터넷판에서는 놀랄 만한 기사가 하나 등장했다. 영국 버밍엄 대학의 주니 자콜라 박사가 대만 내의 약 40만 명의 영아를 대상으로 연구를 진행한 결과 구체적인 연구 결과 보고서를 발표했다.

오염된 물을 음용수로 사용하기 위해 살균하는 데 흔히 사용되는 염소소독이 선천성 기형 발병 위험을 높인다는 것이다. 이 보고서에는 예를 들어 염소가 과도하게 들어간 수돗물을 먹거나 목욕하거나 이 물을 끓이는 주전자 가까이에만 서 있어도 심장 기형, 구개열 또는 무뇌증 같은 기형아를 출산할 위험이 2배가 높아진다는 내용이 포함되어 있었다.

지콜라 박사에 의하면 이런 상황이 벌어지는 것은, 염소가 물속의 자연물질과 화학반응을 일으켜 발생하는 부산물 트리할로메탄(THM)이 피부를 통해 흡수되기 때문이라고 한다.

2001~2003년 사이에 대만에 출생한 40여만 명의 출생 기록을 분석했더니, 수돗물 속의 크리할로메탄 수치가 리터당 20μg 이상인 지역의 아이들의 경우 무뇌증 아기 출생률이 0.17%로 일반의 0.01%에 비해 엄청나게 높았고, 심장 기형아 출생률도 0.024%로 일반의 0.015%보다 상당히 높게 나타났다는 것이다. 또한 구개열 아기 출생률 역시 0.045%로 일반의 0.029%보다 현저히 높았다고 한다.

다시 말해 수돗물에 염소 함량이 높은 물을 마시고 사는 지역은, 전체적으로 이 3가지 기형을 가진 아기가 태어날 가능성은 50-100%이나 높은 셈이 된다.

아직까지 사실상 이 트리할로메탄이 어떻게 기형아에 영향을 미치는지 그 정확한 기전은 밝혀지지 않았다.

다만 그간의 연구결과를 토대로 추측해보면 태반 형성을 방해한다든가 유전자 손상을 유발하는 등의 영향을 미치는 것은 확실하다.

현재 우리나라는 수돗물에 총 트리할로메탄을 세계보건기구의 규제범위와 비슷한 수준인 리터당 0.1mg이 넘지 못하도록 하고 있다.

하지만 염소의 경우 우리가 일반적으로 생각하는 훨씬 이상으로 독성이 강한 화학물질이다.

따라서 임산부의 경우는 더더욱 평소보다 염소 성분에 노출되기 쉬운 실내 수영장이나 목욕탕 등의 이용을 가급적 삼가고, 주방에서 일하고 목욕할 때도 좀 더 주의를 기울이는 것이 현명한 처사일 것이다.

브롬산염 검출… 서울시, 수질기준에 포함 건의

일본의 정수처리 수돗물에 다이옥신이 남아 있으며 특히 염소처리 과정에서는 함유량이 15% 증가하는 것으로 나타나 국내 실태조사도 시급한 것으로 보인다.

국립환경연구원 김현구 연구원은 지난해 12월 일본 수도협회지에 발표한 '일본의 정수처리 과정에서 다이옥신류 함유실태 조사' 논문에서 각 정수장의 처리과정 중 다이옥신 제거율이 응집침전 때 40%, 모래여과 71%, 오존처리 59%, 활성탄 처리 93%에 이르지만, 염소처리 때에는 오히려 15%가 증가하는 사실을 처음으로 확인했다고 밝혔다.

이 논문은 홋카이도대학 도시환경공학 박사학위 내용으로 일본 후생성이 2억엔(20억원)을 투자해 1999년부터 2001년까지 3년간 일본의 전국 45개 정수장을 대상으로 정수처리된 물 속의 다이옥신 함유실태를 조사한 결과다.

　김 연구원은 "정수과정에서 대체로 90% 이상 다이옥신이 제거되지만 원수에 페놀계 성분이 들어 있으면 염소와 반응해 다이옥신이 증가하는 것 같다"며 우리나라 정수장에서는 100% 염소처리를 하고 있기 때문에 실태 조사와 대안 마련이 시급하다고 말했다.

　현재 국내에서는 수돗물의 다이옥신 함유량 기준치가 정해져 있지 않으며 이에 대한 조사도 이뤄지지 않고 있다. 서울시가 막여과 정수 등 대체처리물질에 대한 연구를 시작했고 수자원공사가 염소처리보다 효과가 뛰어나고 안전성이 높은 마이옥스 처리시스템을 경기도 수지에 설치해 시험하고 있는 정도다.

김경애 기자 ccandori@hani.co.kr 2003-02-09, 한겨레신문

4) 건강한 물을 마시기 위해 정수용품을 활용하라

현대 사회에서 오염되지 않은 물을 마실 기회는 점점 줄

어들고 있다. 정수용품의 발달이 이 같은 물의 오염의 역사에서 시작되었다는 점은 다행이기도 하고 안타까운 일이기도 하다. 실제로 요즘은 관공서, 주요 건물들, 대부분의 가정들이 정수기를 사용하고 있다. 이제 정수 기기는 선택품이 아닌 필수품이 되어버린 것이다.

실제로 환경부와 업계의 추산에 따르면 국내 정수기 시장 규모는 연간 3천800억 원대로 중국, 미국, 일본에 이어 세계 4위다.

또한 2000년대 초반부터 폭발적인 성장세를 보이고 있다는 점에서, 앞으로도 정수기를 찾는 수요가 훨씬 늘어날 것이다.

이처럼 국내에 정수용품의 시장이 넓어지기 시작한 데 결정적인 영향을 미친 것은 구미 공업단지의 페놀방류 사건이다. 구미 공업단지에 상주 중 이던 두산전자가 정화 비용 500만 원을 아끼기 위해 1991년 3월 14일과 4월 22일 두 차례에 걸쳐 각각 페놀 30톤과 1.3톤을 낙동강으로 유출시키면 이 물을 식수로 마신 일부 주민들은 두통과 구토 증세를 보였고, 이후 임산부들이 유산하면서 대구 지역 주민들은 악취와 환경오염 공포에 시달렸다.

이후 녹색연합에서는 1999년 "50년대 이후 발생한 대한민국 환경 10대 사건" 중 낙동강 페놀 오염 사건을 1위로 선정할 정도로 당시의 물 오염 사건은 커다란 공포를 심어주었다.

이런 쓰라린 사건을 계기로 물에 대한 관심은 더 크게 증폭했고, 이후 정수기 시장은 연간 시장 규모 3천800억 원대로 성장했다.

그러나 비단 눈에 보이는 악성 물질이 아니라도 염소에 대한 경고가 점점 수위를 더해가면서 물 오염에 대한 불신이 늘고 있다. 실제로 각종 조사를 보면 지금까지도 우리 국민의 수돗물에 대한 불신은 아주 높은 편이다.

경기개발연구원이 2007년 11월 수도권 주민 1천 49명을 대상으로 조사한 결과, 51%가 수돗물을 안전하지 않다고 응답했고, 그 중 46.6%는 그 대안으로 정수기를 사용한다고 답했다.

또한 2008년 (사)한국소비생활연구원에서 서울시민 881명을 대상으로 실시한 조사에서도 역시, 가정에서 마시는 물 1순위로 '정수기 물'이 꼽혔고(39.7%), 그 뒤로 끓인 '수돗물'(29.0%), '먹는 샘물'(19.9%)이 뒤를 이었다고 한다.

그렇다면 정말로 염소는 우리 몸에 얼마나 치명적인 영향을 미치는 것일까? 수많은 전문가들의 주의와 경고는 일단 뒤로 하고, 실질적인 사례부터 살펴보도록 하겠다.

미국에서는 지난 30여년간 심장마비 발생률이 현저하게 낮아졌다고 한다. 식습관이 갑자기 변한 것도 아니고, 나날이 환경오염은 심해지고 있는데 오히려 심장마비 발생률이 낮아진 데 대해 분분한 의견이 있었다. 대부분의 정통의학은 그 원인을 규명하지 못하고 있는 가운데 한 가지 놀라운 사실이 발견되었다. 미국인들의 음료 습관이 변한 것이다.

이제 미국인들은 더 이상 수돗물을 그대로 음용수나 생활수로 이용하지 않는다.

경기 호황을 맞이하면서 생수나 가벼운 음료수를 즐기기 시작했고, 나아가 정수기, 정수용품 등의 사용도 급격히 늘어났다. 그리고 많은 물 전문가들이 심장마비 발생률의 저하 원인으로 바로 이 점을 지적했다.

실제로 염소는 우리 몸의 피부나 호흡기뿐만 아니라 동맥경화, 심장별 발병과도 큰 관련을 가진다는 연구 결과들이 상당수 등장한 상황이다. 그 상관관계를 더 세밀히 밝혀내려면 아직 시간이 걸리겠지만, 염소 소독한 수돗물이 우

리 몸에 해악을 미친다는 사실은 이미 기정사실화로 굳어
지고 있다.

물론 정수기 등을 활용하기 위해 구입을 결심하다 보면
걸리는 게 한두 가지가 아닐 것이다.

수많은 종류들 중에 무엇을 골라야 할지, 가격이 부담스
럽지는 않을지 치러할 비용들이 분명히 있다. 그러나 그 비
용도 염소 소독으로 인해 치러야 할 해악들에 비하면 결코
비싼 것이 아니다.

선진국일수록 더 깨끗한 물, 더 안전한 물을 추구하며 다
양한 정수개발품을 이용한다는 점을 볼 때, 가격 대비 혜택
에서 정수용품 등을 사용하는 것은 결코 아까운 투자가 아
닌 것이다.

오염된 식수를 마시면 어떤 병에 걸릴까요?

A : 일반적으로 비위생적인 물을 마시고 사는 나라에는 콜레라뿐만 아니라 여러 가지 전염병이 발생한다는 것은 잘 알려진 사실입니다.

그러나 최근 들어 나쁜 물이 이런 전염병뿐만 아니라 당뇨병과 동맥경화에도 작용한다는 연구들이 속속 발표되고 있습니다.

예를 들어 동맥경화는 동맥벽에 칼슘이나 찌꺼기 등의 물질이 쌓이면서 탄력을 잃게 되는 증상을 말합니다. 그리고 수돗물은 동맥에 유해한 물질들을 쌓게 만들 위험이 있다는 보고가 나온 바 있습니다.

A : 일반적으로 최근에 가장 많이 쓰이는 방법은 상수도의 염소 처리입니다. 그러나 염소 처리는 미국 공중보건원의 보고서에서도 나타나듯이 염소 적정 비율을 맞추기가 어려울뿐더러 적지 않은 양이 사용됩니다. 게다가 이 염소가 우리 몸에 축적되면서 앞선 동맥경화 등 치명적인 결과를 야기합니다.

따라서 수돗물을 무작정 마시거나 그렇다고 해서 검증되지 않은 생수와 약수물에 의존할 것이 아니라, 안전한 정수용품 사용으로 피해를 최소화하는 것이 가장 합리적인 방법일 것입니다.

A : 그렇습니다. 매일 마시는 물만 잘 마셔도 항산화 작용

을 기대해 몸의 노화를 막을 수 있습니다. 알칼리 성분이 많은 알칼리 수의 경우 활성산소를 없애는 능력을 갖고 있습니다.

이는 알칼리 수가 산성화된 체액과 반응해 체액을 약 알칼리로 돌려놓기 때문입니다. 알칼리 수를 꾸준히 마시는 것은 음식과 공해 등으로 산성화되어가는 몸을 지키는 좋은 방법 중에 하나입니다.

A : 최근 간편하게 샤워를 즐기는 분들이 많습니다. 그러나 밀폐된 화장실에서의 샤워는 염소 흡입량을 높이는 주범입니다. 염소가 쉽게 휘발되어 공기 중에 퍼지면서 농축되기 때문입니다.

또한 물줄기가 세게 퍼지는 샤워는 더더욱 그렇습니다. 목욕 시 염소 흡입을 줄이기 위해서는 대중목욕탕을 삼가고 욕조에 물을 받아서 하는 입욕을 해야 합니다. 욕조 물을 받아 염소가 휘발되는 시간을 준 뒤 목욕을 하면 염소 흡입량을 줄일 수 있습니다.

A : 아토피 등의 피부염을 앓고 있는 분들에게 수돗물 목욕은 위험한 일입니다. 이때 비타민 C의 환원력을 이용해 물의 염소를 줄일 수 있는 방법이 있습니다.

녹차 잎이나 무 잎, 언덕에서 자란 쑥, 감귤류의 껍질 등을 물 위에 띄우면 비타민 C 성분이 염소의 유해 성질을 완화하게 됩니다. 또한 목욕물을 알칼리 수로 바꿔주는 목욕 정수기를 사용하는 것도 권장하는 방법입니다.

A : 심지어 끓여서 먹는다 해도 염소는 끓는 상태에서 30

분을 끓여야 사라집니다. 그렇다면 여행하는 도중이거나 시간에 쫓길 때를 생각하면 이는 결코 효율적인 방법이 아닙니다.

또한 끓이는 과정에서 유용한 미네랄들이 결정화되어 체내에 흡수되지 못하고 배설되게 되므로 염소 제거를 위해 물을 오랫동안 끓이는 방법은 결코 합리적이라 하기 어렵습니다.

A: 답을 먼저 드리자면 근거 없는 말입니다. 운동 전후에 물을 마시는 것은 몸의 노폐물 배출을 도와주고 몸의 체온을 가라앉히는 등 오히려 우리 몸에 큰 이득이 됩니다. 운동을 하게 되면 피부 온도가 증가하고 말초 피부에 공급되는 혈액량도 늘어나게 됩니다.

이때 물은 혈액의 순환을 도와주고 운동할 때 나오는 피로 물질인 젖산을 배출합니다. 또한 땀 분비로 부족해진 수분과 전해질을 공급해주는 역할을 하는 만큼 운동 전후 충분한 수분 공급이 꼭 필요합니다.

A: 그렇습니다. 일본의 사이마타 의과 대학의 연구에 의하면 좋은 물은 알칼리 성분이 많아 피하지방의 양을 줄여준다는 결과가 나왔습니다.

실험쥐를 두 군으로 나누어 한쪽은 전해 알칼리 수로 사육하고 한쪽은 수돗물을 주고 차후에 해부를 한 결과, 알칼리 수로 사육한 쥐는 피하 지방 양이 수돗물로 사육한 쥐보다 적었다고 합니다.

중요한 것은 수돗물로 사육한 쥐는 먹이양이 알칼리 수 쥐보다 적었다는 점입니다. 이는 수돗물을 마실 경우 똑같은 양을 먹어도 살이 더 찌고, 좋은 물을 마실 경우 피하지방이 쌓이는 것을 방지할 수 있음을 의미합니다.

일상 속에서 염소를 덜 섭취할 수 있는 방법을
가르쳐 주세요.

A: 우리가 하루 동안 쓰는 물의 양은 상당합니다. 사실상 목욕이나 청소, 설거지 등을 모두 정수한 물이나 생수로 하기 어려운 것이 현실입니다. 수돗물의 염소 피해를 최소화하기 위해서는 몇 가지 주의가 필요합니다.

첫째, 음식물을 담는 그릇 설거지는 꼭 마지막으로 정수한
　　　물에 헹궈야 합니다.
둘째, 야채나 두부 등은 물 흡수가 빠르고 염소가 영양소를
　　　파괴하는 만큼 반드시 정수한 물로 씻어야 합니다.
셋째, 양치나 세안도 마찬가지입니다. 마지막 헹굼에서는
　　　반드시 정수한 물을 사용합니다.

정수기 가격이 천차만별인데요. 비싼 정수기가 더
기능이 좋을까요?

A: 정수기는 한번 사면 오래 쓰는 가전 중에 하나입니다. 그래서 고를 때 이런 저런 고민들이 많이 들게 되지요.

말씀대로 이 정수기는 가격대가 말 그대로 천차만별입니다. 그러나 비싼 정수기라고 해서 무조건 좋은 제품은 아니다. 용도와 사용 인원, 부피 등으로 고려해 가장 적합한 정수기를 고르려는 신중한 노력이 필요합니다.

또한 각각의 필터와 기능마다 장단점이 다른 만큼 필터와 기능을 중심으로 고민하면 좋은 선택을 할 수 있을 것입니다.

수영장 물에 염소 함량이 많다고 들었습니다. 어떻게 대처해야 할까요?

A: 수영장은 염소로 인한 모발과 피부 손상이 가장 빈번하게 일어나는 곳입니다.

실제로 장거리 수영 선수들의 경우 모발과 피부 손상은 물론 심지어 수명까지 단축된다는 보고도 있을 정도입니다. 어쩔 수 없이 수영을 해야 한다면, 정수한 물을 페트병에 가지고 다니고 수영장에서 나오고 난 뒤 이 물을 머리

꼭대기에서 뿌리고 눈도 함께 씻으면 좋습니다.

특히 어린아이라면 반드시 페트병에 물을 넣어 다니는 습관을 들이도록 해야 합니다.

미네랄 성분이 많을수록 좋은 물인가요?

A : 프리미엄 생수가 마트의 한 코너를 차지하고 있을 정도로 그 어느 때보다 '물' 에 대한 관심이 높습니다. 제품마다 성분을 앞세우고 있는데 대표적인 것이 미네랄입니다.

해양심층수 등 기능성 물을 시판 중인 기업은 미네랄 성분이 충분히 포함된 것이 좋은 물이라고 주장합니다.

물을 마시면서 아울러 인체에 필수적인 미네랄까지 공급해 주기 때문입니다. 칼슘, 마그네슘 등 몸에 꼭 필요한 미네랄은 체내 생성이 안 되므로 식품을 통해 섭취해야 하는데, 부족한 경우가 많습니다.

이런 사람들은 미네랄을 물을 통해 손쉽게 보충할 수 있습니다. 하지만 미네랄 성분은 적당해야 좋은 것이지 너무 많아도 꼭 좋은 것이라고 할 수는 없습니다. 체내에 필요한

양 이상이면 전해질의 불균형을 초래할 수 있으니 필요량
만 음용해야합니다.

A : 그렇지 않습니다. 고혈압 환자, 병상에 누워 지내는
환자, 통풍 환자는 물을 자주 마셔야 합니다. 고혈압 환자는
갈증을 느끼지 않더라도 적극적으로 물을 마셔야 합니다.

체내 수분이 부족해지면 혈액이 농축돼 잠잘 때 혈액의
흐림이 느려져 피떡(혈전)이 쉽게 생깁니다.

따라서 땀을 많이 흘리는 상황에서는 물병을 휴대해 수
시로 물을 마시는 것이 좋습니다. 특히 고혈압 환자는 밤에
깼을 때에도 물을 적당히 마셔야 합니다.

고혈압 환자는 뇌졸중(뇌경색) 위험을 안고 있는데, 수면
도중 혈액이 끈적끈적해지면 새벽에 뇌경색이 발생할 가능
성이 높기 때문입니다.

오랫동안 병상에 누워 지내는 사람들은 화장실 가는 것

이 번거롭다는 이유로 물을 잘 마시지 않으려고 합니다. 하지만 체내 수분이 부족하면 소변 횟수가 줄어 요로결석이나 요로감염이 생깁니다.

또 장운동이 줄어 변비가 생깁니다. 혈액 속 요산 농도가 증가하면서 조직 속에 통풍 결석이 쌓여 발생하는 통풍에 걸린 사람도 물을 많이 마시면 요산 배출이 촉진되게 됩니다.

건강한 물이 건강한 몸의 시작이다

태초부터 물은 모든 생명체와 직결된 가장 중요한 자연의 일부였다. 그러나 시간이 흐르고 환경오염이 진행되면서 우리가 마시는 물이 재앙이 되어 돌아왔다.

현대사회는 수없는 화학물질들이 일상적으로 체내에 축적될 수밖에 없는 환경이다. 이런 상황에서, 과연 내가 마시는 물은 건강하고 좋은 물일까? 문제가 있는 건 아닐까? 정말 물이 건강과 큰 관련이 있을까? 대부분은 이런 질문을 한두 번쯤 던져보았을 것이다.

그리고 지금까지 우리는 깨끗한 물을 넘어 건강한 물에 대한 논의를 진행해왔다. 그리고 깨끗하고 건강한 물이 얼마나 우리의 생명 유지에 중요하며, 그러기 위해서는 많은 노력이 필요하다는 사실도 알게 되었다.

　사실 우리의 건강을 위협하는 환경오염으로 인해 어쩔 수 없이 원치 않는 염소 소독을 하고 그 물을 일상적으로 사용하고 마셔야 하는 것은 큰 불행이 아닐 수 없다.
　그러나 같은 상황에서도 분명히 더 좋고 건강한 물을 마실 수 있다는 믿음으로 정확한 지식을 갖추고 노력한다면 우리 건강을 지켜주는 더 좋은 물을 우리 생활 속으로 받아들일 수 있다.

　부디 이 책이 지금껏 물에 대해 잘못 알고 있던 상식이 있다면 고치고, 앞으로 건강한 몸의 벽돌을 쌓는다는 마음으로 물의 중요성을 다시 한번 일깨워주는 지침서가 되기를 바랍니다.

2009년 10월 16일
장성철

참고도서

물로 10년 더 건강하게 사는 법 ㅣ가정의학과 전문의 이승남 지음ㅣ리스컴

생명의 물 신비의 물 전해환원수 ㅣCHA 물의학연구소 차상기 박사 지음ㅣ빛과 향기

물과 건강 ㅣ앨런 바닉, 칼슨 웨이드 지음 / 송복철 옮김ㅣ도서출판 장락

기적의 물 암 비만 우울증 치료법 ㅣF. 뱃맨겔리지 지음 / 이수령 옮김ㅣ중앙생활사

내 몸에 가장 좋은 물ㅣ김현원 지음ㅣ서지원

아이에게 먹이고 싶은 물 먹이고 싶지 않은 물 ㅣ마쓰시타 가즈히로, 아사쿠라 가즈요시 지음
/ 유인경 옮김ㅣ위즈덤피플

자기능자연수가 건강을 지킨다 ㅣ조사종 지음 / 오양환 감수ㅣ하문사

내게 어떤 비즈니스 자료가 필요한가?

내게 어떤 사업 지원 자료가 필요할까?

이 질문에 대한 대답은 '사업진행에 따라서 다릅니다' 입니다!

그것은 여러분이 얼마나 큰 네트워크를 얼마나 빨리 이루고자 하느냐에 따라 달라집니다. 네트워크 사업은 여러분이 생각하시는 것처럼 한가지로 정해져 있는 것이 아닙니다.

물론 그동안의 경험을 통해서 우리는 여러분이 성공을 향해 나아가는 데 있어서 우선적으로 중요하게 생각해야 하는 내용이나 기술이 어떤 것들인지 알려 드릴 수 있습니다. 많이 아는 만큼 사업진행도 좋아지는 동시에 자신감도 생길 수 있기 때문에, 지식을 쌓는 것은 무엇보다도 중요합니다.

여러분이 네트워크 사업을 진지하게 생각하면서 전문가가 되고 싶어 하신다면, 처음부터 제대로 된 사업지원 자료(TOOL)를 가지고 시작하셔야 합니다.

시작 단계에서 올바른 결정을 내리신다면 더욱 효율적이고 효과적으로 사업을 하실 수 있을 뿐 아니라 다른 사람들도 여러분이 하시는 그대로 따라 하게 될 것이기 때문에, 장기적으로 보면 시간과 돈을 절약하는 것이 됩니다.

다음에 제시되어 있는 것은, 여러분이 가장 효과적으로 사업을 진행하실 수 있도록 추천해드리는 '툴' 의 목록입니다.

시스템에서 추천하는 도서 리스트

No	도서명	분류	저자
1	네트워크마케터를 위한 초기3개월 성공테크	사업진행용	김청흠 지음
2	변화 속의 기회	컨택용	박창용 지음
3	네트워크마케팅 시스템을 알면 성공한다	시스템	석세스기획연구회지음
4	나우! 유턴	컨택용	최병진 지음
5	아바타 수입	컨택용	김종규 지음
6	네트워크 마케터 이혜숙이 그린 꿈의 지도 4,300원의 자신감	사업진행용	이혜숙 지음
7	시작하라	컨택용	장성철 지음
8	네트워크 비즈니스가 당신에게 알려주지 않는 42가지 비밀	사업진행용	허성민 지음
9	고객을 내편으로 만드는 액션플랜	사업진행용	이내화 지음
10	나인 레버	마인드	조영근 지음
11	드림빌더	리더십	김종규 지음
12	삶을 역전시키는 창의성 유머	마인드	김종석 지음
13	책 속의 향기가 운명을 바꾼다	마인드	다이애나 홍 지음
14	최고 인맥을 활용하는 35가지 비결	리더십	박춘식,장성철 지음
15	변화를 위해 꼭 읽어야 할 10권의 책	리더십	이용길 엮음
16	다섯 친구	리더십	다이애나 홍 지음
17	웰레스트	리더십	이내화 지음
18	살아가면서 한번은 당신에 대해 물어라	리더십	이철휘 지음
19	실패를 핑계로 도전을 멈추지 마라	리더십	이병현 지음
20	출근시작 30분 전	리더십	김병섭 지음
21	남편만 믿고 살기엔 여자의 인생은 짧다	자기계발	허순이 지음

시스템에서 추천하는 건강도서 리스트

No	도서명	분류	저자
1	비타민, 내 몸을 살린다	건강	정윤상 지음
2	물, 내 몸을 살린다	건강	장성철 지음
3	면역력, 내 몸을 살린다	건강	김윤선 지음
4	영양요법, 내 몸을 살린다	건강	김윤선 지음
5	온열요법, 내 몸을 살린다	건강	정윤상 지음
6	디톡스, 내 몸을 살린다	건강	김윤선 지음
7	생식, 내 몸을 살린다	건강	엄성희 지음
8	다이어트, 내 몸을 살린다	건강	임성은 지음
9	통증클리닉, 내 몸을 살린다	건강	박진우 지음
10	천연화장품, 내 몸을 살린다	화장품	임성은 지음
11	아미노산, 내 몸을 살린다	건강	김지혜 지음
12	오가피, 내 몸을 살린다	건강	김진용 지음
13	석류, 내 몸을 살린다	건강	김윤선 지음
14	효소, 내 몸을 살린다	건강	임성은 지음
15	호전반응, 내 몸을 살린다	건강	양우원 지음
16	블루베리, 내 몸을 살린다	건강	김현표 지음
17	웃음치료, 내 몸을 살린다	건강	김현표 지음
18	미네랄, 내 몸을 살린다	건강	구본홍 지음
19	항산화제, 내 몸을 살린다	건강	정윤상 지음
20	허브, 내 몸을 살린다	건강	이준숙 지음
21	프로폴리스, 내 몸을 살린다	건강	이명주 지음

No	도서명	분류	저자
22	아로니아, 내 몸을 살린다	건강	한덕룡 지음
23	자연치유, 내 몸을 살린다	건강	임성은 지음
24	이소플라본, 내 몸을 살린다	건강	윤철경 지음
25	건강기능식품, 내 몸을 살린다	건강	이문정 지음

No	도서명	분류	저자
1	내 몸을 살리는, 노니	건강	정용준 지음
2	내 몸을 살리는, 해독주스	건강	이준숙 지음
3	내 몸을 살리는, 오메가-3	건강	이은경 지음
4	내 몸을 살리는, 글리코 영양소	건강	이주영 지음
5	내 몸을 살리는, MSM	건강	정용준 지음

⇨ 내 몸을 살리는 시리즈는 계속 출간 됩니다.